Juguetes Sexuales: ¿Buenos o malos?

Gabriel Agbo

Contenido

Introducción

1. **Como empezó todo**

2. **¿Cuál era su plan?**

3. **La masturbación y los juguetes sexuales**

4. **Las consecuencias de usar juguetes sexuales**

Introducción

Los distribuidores de los juguetes sexuales obtienen cerca de miles de millones de dólares cada año. Sus productos son diversos y actualmente están disponibles en todo el mundo. Entonces, parece que el negocio de simular y satisfacer de manera artificial o tecnológica los deseos sexuales está de moda. Los solteros, casados, ancianos y jóvenes están patrocinando las tiendas de juguetes sexuales, y los artículos, inteligentemente están siendo constantemente producidos, siendo más atractivos y sofisticados. Parece que no tendrá fin su innovadora creatividad para inventar estos nuevos instrumentos del placer sexual. Hoy en día algunos de estos juguetes actúan y se comportan de la misma manera que la pareja sexual. Cierto, pero aquí queremos observar el origen, las intenciones y los efectos de los juguetes en los usuarios, en especial las implicaciones espirituales y psicológicas.

Entonces, ¿el juguete sexual está en el plan original de Dios? Y como la relación sexual es una conexión física, emocional y espiritual, ¿existe algún efecto secundario espiritual o emocional? Primero, los juguetes sexuales no estaban en el plan original de Dios. Todo lo que necesitamos para satisfacer sexualmente a nuestra pareja ya se había establecido. Pero Satanás introdujo estos juguetes o ídolos (como otros pecados sexuales: homosexualidad, sexo anal, lesbianismo, sexo con demonios, masturbación, etc.) para corromper y desviar la obediencia del hombre hacia la palabra y voluntad de Dios. La biblia dice que todos los que anhelen estos tipos de placeres pecaminosos, que están fuera de la voluntad de Dios, están muertos. Cierto, ¡cadáveres caminan! No toda práctica que produce placer está permitida. Debemos buscar agradar a Dios antes que a nuestros propios placeres. Es verdad que Dios quiere que disfrutemos de nuestra vida, pero tiene que ser dentro de los límites de sus intenciones y su provisión divina. Los juguetes sexuales fueron inventados por demonios y están totalmente en contra de la palabra de Dios y del bienestar espiritual del hombre. Son instrumentos inventados para adorar a demonios sexuales y a Satanás.

El uso de estos instrumentos, la masturbación y cualquier otra forma de inmoralidad sexual, como mencionamos anteriormente, permite automáticamente la entrada a posesiones demoniacas. No se puede usar estos juguetes sin estar contactando a los espíritus detrás de estos. No es posible. Es como estar alabando a un ídolo. Siempre hay un demonio detrás de un ídolo. Esos objetos y animales hechos de piedra y madera representan a seres espirituales. De ahí es donde derivan sus poderes. Entonces cada juguete sexual y cada inmoralidad sexual tiene un espíritu demoniaco detrás de sí. Por esta razón, siempre es muy difícil dejar esos actos y ser libre de su esclavitud mientras se practican. La biblia dejó en claro que las personas que practican la idolatría y el adulterio se convierten espiritualmente en esclavos de estos actos. ¿Acaso estas personas te dirían de sus encuentros con esos demonios sexuales que los visitan regularmente en sus sueños, y sobre los extraños acontecimientos alrededor de ellos, en especial en sus relaciones? Cuando te sientas tentado a complacerte de estos actos, recuerda siempre mirar al demonio que se encuentra a lado. Analizaremos más a fondo sobre esto. Continúa leyendo.

<u>Capítulo 1</u>

Como empezó todo

Los juguetes sexuales tienen una larga historia que empezó con el uso de objetos tallados que representaban al pene. La antigua Roma, Grecia, China, Asia, India tenían estos objetos tallados, hechos de piedra, hierro, oro, madera y de otros materiales que eran usados para la masturbación. Algunos de ellos (como los griegos) tenían cultos donde alababan a los dioses y diosas sexuales, donde estos objetos se mostraban, se usaban y otros actos inmorales eran promovidos, incluyendo el sexo con demonios y espíritus. Entonces ciertamente podemos decir que la fundación de los juguetes sexuales fue por el deseo de placer "ilimitado" y la alabanza a dioses demoniacos. Esta invención se transformó en otros objetos, y en el siglo XX vimos el primer vibrador eléctrico inventado. Desde entonces, ha sido un diluvio de estos manuales y luego sofisticados instrumentos de placer sexual. ¡Algunos de estos hasta guiñan el ojo y hablan! ¡Wow!

Cierto que las representaciones de los penes han existido casi desde que existieron los penes. El primer *consolador* descubierto por paleontólogos nos lleva a la era paleolítica. Hecho de limolita y pulido para obtener un alto brillo. Los consoladores eran hechos de piedra o hueso esculpido.

Para los Griegos y Romanos, eran politeístas los que alababan a una variación de Dionysus, dios del vino y de la fertilidad, también llamado Bacchus o Liber. En la alabanza al dios sexual se hacían desfiles a través de las calles, donde se alzaban*phalluses* que son penes erectos, esculpidos como signo de protesta. Al final del desfile de fertilidad marital, una doncella pasaría al frente del desfile y coronaría al sagrado phallus con una guirnalda. Los griegos fueron los responsables del primer uso de cuero o intestinos animales para cubrir la escultura del pene, agregando una textura y una sensación más natural.

Los chinos también se consideraron grandes innovadores con respecto a la masturbación femenina. En esa época, los hombres de clase alta podían tener muchas esposas como siervas. Se pensaba que, dándoles un pene como substituto de sus esposos, las mantendrían fieles, y las prevendrían de recurrir al lesbianismo. Se descubrió que los antiguos consoladores de China eran moldes de bronce y de otros metales. Algunos de estos guardaban líquido y lo expulsaban repetitivamente.

India y Persia no estaban atrás. Se debate que los consoladores eran hechos de oro o plata, o una escultura elaborada de marfil incrustado.

El uso y fabricación de consoladores fue casi la misma durante una larga porción de la historia. Algunas culturas no los fabricaban para nada; preferían más los objetos naturales como calabazas o plátanos inmaduros. De hecho, la palabra dildo viene del italiano "diletto" que significa deleite.

Capítulo 2

¿Cuál era Su plan?

Ahora, es muy importante que regresemos a la creación para ver el plan original de Dios que concierne al hombre y al sexo. Esto es crítico, porque para entender la estructura y las funciones de alguna cosa necesitamos conocer su origen y las intenciones de su creador.

En la creación, Dios hizo al hombre después de haber establecido todo en su lugar. Luego el hombre se sentía solo, pues era totalmente diferente a toda la creación. No pudo encontrar a nadie con quien relacionarse, pero Dios no había terminado Sus intenciones de recubrir, recrear y poblar a la tierra. Entonces Él continuó, buscando una solución a este problema. Vamos a leer una porción de Génesis antes de continuar:

Y dijo Jehová Dios: No es bueno que el hombre esté solo; le haré ayuda idónea para él. Jehová Dios formó, pues, de la tierra toda bestia del campo, y toda ave de los cielos, y las trajo a Adán para que viese cómo las había de llamar; y todo lo que Adán llamó a los animales vivientes, ese es su nombre. Y puso Adán nombre a toda bestia y ave de los cielos y a todo ganado del campo; mas para Adán no se halló ayuda idónea para él. Entonces Jehová Dios hizo caer sueño profundo sobre Adán, y mientras éste dormía, tomó una de sus costillas, y cerró la carne en su lugar. Y de la costilla que Jehová Dios tomó del hombre, hizo una

mujer, y la trajo al hombre. Dijo entonces Adán: Esto es ahora hueso de mis huesos y carne de mi carne; ésta será llamada Varona, porque del varón fue tomada. Por tanto, dejará el hombre a su padre y a su madre, y se unirá a su mujer, y serán una sola carne. Y estaban ambos desnudos, Adán y su mujer, y no se avergonzaban.

Génesis 2:18-25

Y creó Dios al hombre a su imagen, a imagen de Dios lo creó; varón y hembra los creó.

Génesis 1:27

El propósito de hacer al hombre y de tiempo después hacer a la mujer con distintos y rectamente designados órganos sexuales fue claramente establecido. Primero Dios creó a alguien para cuidar a la creación; hizo al hombre. Y cuando vio que el hombre estaba solo, y que no pudo encontrar realización ni alguna relación con toda la creación, Él hizo a la mujer con el cuerpo del hombre. Observen que Él no hizo a otro hombre, sino a una mujer con todos los aspectos físicos, sexuales, mentales, psicológicos y espirituales diferentes a los del hombre. Y fue hecho porque tenían un papel especial y específico en la creación. Fue creada para apoyar al hombre, para ser su ayuda idónea, su compañera, su conyugue, su pareja, su esposa, madre de su descendencia, etc. Fue hecha para satisfacer al hombre y remediar su soledad. La mujer es sin duda una creación maravillosa.

Entonces ¿qué objeto, o muñeca sexual puede jugar estos papeles en la vida del hombre? O ¿qué juguete sexual puede jugar estos papeles en la vida de la mujer? ¡Nada puede! Las obras de Dios siempre tienen un propósito por el cual, cualquier intento del enemigo de sustituirlo o distorsionarlo siempre será una estupidez sin valor. O puedes decirme cómo objetos o juguetes pueden satisfacer las puras y divinas intenciones de traer y unir a la mujer y al hombre en matrimonio.

Y el sexo…

El sexo fue una consideración crítica en la unión, y fue la razón por la cual Dios, en su perfecta voluntad equipó al hombre y a la mujer con todos sus órganos sexuales, hormonas, deseos e instintos. También hizo que la relación sexual entre ellos fuera placentera, muy placentera. Pero el placer no fue su único fin. La relación sexual fue creada para facilitar propósitos aún más grandes, como el compañerismo y la procreación. O acaso puedes imaginar la procreación sin el sexo, o el sexo sin el placer. Seguramente habría sido terrible. El hombre tendría que vomitar a sus hijos a través de su boca, o morir para permitir que la descendencia atravesara y saliera de su estómago como muchas de las serpientes hacen. No te rías.

Entonces para generar placer o satisfacción máxima no es una razón convincente el involucrar a los juguetes e instrumentos sexuales. El placer es bueno, pero debe de surgir de manera natural, la cual fue la intención original de Dios. El placer fue agregado para atraerte al sexo, el sexo fue creado para facilitar la intimidad y la procreación y la procreación fue hecha para reproducir, poblar y llenar la tierra. Esta es la voluntad de Dios y también la es todo lo corrupto, lo impío y lo satánico.

Vinculando la relación

Existe la vinculación de la unión entre un hombre y una mujer (marido y mujer). Es una unión física, emocional, psicológica y espiritual. Es por eso que desde el inicio se hizo claro que el hombre y la mujer dejarían a sus padres y serían como uno. De hecho, cuando Dios ve al marido y a la mujer, los ve como si fuesen uno. Aritmética divina – ¡uno más uno igual a uno! Se vuelven como resultado uno en propósito, en unidad, en la creación, en la existencia, un espíritu; es por eso que cuando se encuentran el resultado es también uno – una descendencia que contiene el ADN del hombre como de la mujer; genes, rasgos, caracteres, etc. todo igual.

Lo mismo sucede en todos los aspectos de sus vidas. Viendo a la pareja ideal, podrías encontrar ese vínculo emocional, psicológico y espiritual. Muchas veces se comportan de la misma forma de manera inconsciente; tienen los mismos gustos, voces, sueños, sentidos hasta algunas parejas tienen sueños similares en la misma noche al mismo tiempo. Ese es Dios mostrando visiones y visitas a ambos te forma simultánea. Este es el grado del vínculo entre la mujer y el marido. Y esa es la voluntad de Dios en sus intenciones originales, que ellos se unieran en cuerpo, alma y espíritu. Y esa unión sería guiada con una ejecución, planeación y propósito divino. Entonces ninguna cantidad de sofisticación o manipulación puede hacer que el hombre o la mujer tenga este tipo de vínculo, intimidad con un juguete sexual, muñeca o ídolo. Es imposible. Para mostrar más del grado de la expectación de un vínculo emocional y espiritual en una relación, podemos ir a Mateo capítulo 19 y escuchar directamente de Jesús, el maestro. Escucha:

Él, respondiendo, les dijo: ¿No habéis leído que el que los hizo al principio, varón y hembra los hizo, y dijo: Por esto el hombre dejará padre y madre, y se unirá a su mujer, y los dos serán una sola carne? Así que no son ya más dos, sino una sola carne; por tanto, lo que Dios juntó, no lo separe el hombre.

Mateo 19:4-6

Ese era Jesús de la época. El siempre aprovecharía cada oportunidad para expandir y establecer verdades y ordenanzasexternas. Aquí Él es muy claro. Él dijo que la verdad ya establecida y la fundación original era que el hombre y la mujer dejarían a sus padres y se unirían, siendo una entidad inseparable, la cual su mismo creador los unió. ¡Una unión hermosa y perfecta! Entonces dime, ¿por dónde los juguetes y las muñecas entran en el vínculo? Es más, ¿de dónde vienen las perversiones del mismo sexo? Solo son desviaciones demoniacas del plan original de Dios, y cualquier desobediencia hacia las instrucciones divinas, deben de tener consecuencias. Pero llegaremos a eso más tarde.

Creo que el apóstol Pablo también aludió a este hecho en sus enseñanzas. Vamos a Efesios capítulo 5 versículos del 31 al 33:

Por esto dejará el hombre a su padre y a su madre, y se unirá a su mujer, y los dos serán una sola carne. Grande es este misterio; mas yo digo esto respecto de Cristo y de la iglesia. Por lo demás, cada uno de vosotros ame también a su mujer como a sí mismo; y la mujer respete a su marido.

Efesios 5:31-33

¡Un misterio de verdad profundo! El vínculo espiritual y físico del hombre y la mujer (marido y mujer) es un misterio profundo que solo puede ser comparado con la relación de Jesucristo y la Iglesia. ¡Oh mi Dios! ¡Cuán profundo amor! Yo creo que este tipo de unidad, de relación puede ser alcanzado estrictamente dentro de los límites de la voluntad de Dios y su provisión. O ¿cómo puede alguien alcanzar esto con un juguete?

La invención y el uso de los juguetes sexuales, muñecas, ídolos, objetos, vibradores, pornografía (imágenes y mensajes), y actividades mono y homosexuales niegan las nobles intenciones de Dios que fueron desde la creación. Seguro que Satanás es la mente maestra detrás de todo esto. Sus intenciones siempre han sido destruir o al menos corromper la creación de Dios y su propósito. Y toda esta corrupción tiene un propósito, desordenar el placer a través

de la masturbación. Entonces, hablemos brevemente de esto
en el siguiente capítulo.

Capítulo 3

La masturbación y los juguetes sexuales

Los juguetes sexuales son principalmente usados para simular el placer y la satisfacción sexual, al igual que la masturbación. La masturbación es dañina, impura y pecaminosa. Lo sé, he leído algunos reportes médicos que dicen que la masturbación no daña la salud, pero espiritualmente y psicológicamente es un gran destructor. Y todos nosotros sabemos que esos problemas espirituales y psicológicos pueden llevar a acciones criminales que afectan la salud. Una mente deprimida puede ser peligrosa. Una persona moralmente depravada siempre puede acosar o violar al sexo opuesto.

Primero que nada, la masturbación lleva tu lucha con culpa. Tu conciencia siempre te dirá que todo lo haces está mal. Eso está en contra de la palabra de Dios. Y no conozco alguna otra tortura psicológica más dolorosa que la culpa. Esta también puede llevar a otros problemas como problemas mentales, odio a sí mismo y a otros. También pude llevar a suicidio, asesinato y otros crímenes. Fue la culpa la que hizo que Judas cometiera suicidio.

Perversión

La masturbación puede llevar a más formas de perversión sexual. También puede trastornar a alguien sexualmente de forma permanente. La mayoría de violadores eran prisioneros de la masturbación, la pornografía y contactos y asociaciones inmorales. Y ya sabes que la violación conlleva a otros crímenes como el asesinato o el aborto. Hemos visto personas que después de violar a sus víctimas las asesinaban. También hemos visto que las víctimas eran violadas hasta morir. Leemos esto en los periódicos cada día. Hoy, hay personas que no solo violan a otros sino también a sus propios hijos, bebes y hasta ancianas. Conozco un lugar donde hombre se especializan en violar ancianas. El gobierno y la policía tuvieron que entrar antes de que esas prácticas fueran acortadas. Era en verdad una maldición. Pero todas estas prácticas pudieron ser rastreadas por el tipo de información y prácticas que estos pequeños niños eran expuestos y a las asociaciones que pertenecían. Veamos este triste incidente y dime qué cosa lo pudo haber causado si no es que la urgencia sexual excesiva.

Un padre fue sentenciado a 2 condenas de por vida en prisión por causar la muerte de su hija de 15 semanas de vida mientras era violada oralmente.

Steven DeumanJr, 26, de Traverse City, Michigan, fue acusado de asesinato de primer grado y de asalto sexual agravado ante los jueces, quienes fueron sometidos a testimonios y fotos perturbadoras. Tomo menos de una hora la sentencia en Septiembre.

En Agosto del 2011, la bebe EvelynneDeuman fue encontrada en su habitación de su remolque, sangrando de la nariz, inconsciente y sin respirar.

Enfermo: Deuman fue sentenciado por asesinar a su hija de 2 meses de edad mientras la atacó sexualmente en Agosto de 2011.

Muerte trágica: EvelynneDeuman fue encontrada sin signos vitales con un condón en su boca en el piso del remolque.

Deuman gastó tiempo valioso desde el momento que supo que estaba muerta hasta que llamó a una ambulancia.

Tiempo después, él contó a la madre de la niña, NatashaMaitland, que se había ahogado con un condón usado.

Maitland, quien estaba en su trabajo cuando Evelynne murió, habló en la corte del juez federal Gordon Quist antes de la sentencia.

Ella reveló que ella había quemado y destruido toda evidencia que tenía de Deuman en su vida, como ella no quiere nada que ver con él, de acuerdo con mlive.com

Ella dijo: 'Si me pidieran que te describiera, dos palabras serían suficientes: cobarde y monstruo. Eres un monstruo por lo que hiciste a Evelynne, todas las cosas horribles que hiciste para tomar su vida. Quisiera tener las palabras para poder expresar todo el dolor que siento. Eres una persona malvada.'

El asistente de abogado Phil Green dijo ayer que 'este crimen está entre los más despreciables y horribles crímenes que alguien podría cometer.

Él no solo violó a su hija de manera oral. La puso en el suelo y la dejó morir. Él no llamó al 911. No hizo nada para salvar su vida.

Durante el juicio Deuman sostuvo que él puso a su hija en su cama y luego salió para fumar.

Cuando regresó ella estaba acostada en el suelo sin respirar con un condón usado en su boca.

Estudios posteriores mostraron que el ADN del exterior del concón eran de la bebe, pero el ADN por dentro pertenecía d Deuman. El asistente de abogado Phil Green dijo al jurado que Deuman asesinó a la niña durante la violación oral, y luego pensaba en escenarios durante la noche para declarar que ella murió accidentalmente. El no llamó al 911, pero dijo a Maitland en el teléfono que su hija no respiraba, mientras perdía tiempo valioso, durante el cual pudo haber salvado su vida.

Escena: Diez miembros de la familia vivían en este remolque en SuttonsBay, Michigan, en tierra de los Indios Chippewa.

Green dijo ayer: 'este caso es un caso muy difícil para alguien que lo tiene que escuchar. Se vuelve más atroz mientras continuaba la investigación. Esta es la trágica verdad. Él en verdad lo hizo. Una hermosa niña de 15 semanas perdió su vida, perdió su futuro, por su necesidad de satisfacción sexual.'

El agradeció a la madre de la niña por testificar frente al fiscal, a pesar de tener que soportar una pérdida que nadie debería de soportar.

De acuerdo a Michigan Live, él dijo al jurado: 'Este no fue un accidente. La niña no podría gatear, ni siquiera darse vuelta. Ella era claramente incapaz de superar los obstáculos de su cama, las almohadas, para terminar en el suelo. Aunque ella los hubiera superado, ¿Cómo es que ella podría tragar ese condón?'

Finalmente dijo: 'es difícil imaginar algo más objetable que la violación oral de una niña de 15 semanas de edad.'

El jurado también escuchó de otras víctimas infantiles, que declararon que también fueron abusados sexualmente por Deuman.

La defensa argumento que su cliente era un padre orgulloso y que el remolque que compartía con otras 10 personas eraun 'accidente que estaba por suceder'.

Cotiiano, Marzo 6 2013

Los violadores y otros pervertidos inmorales siempre te dirán que no saben qué fue lo que se apoderó de ellos. Fueron la masturbación, la pornografía, las pláticas y los pensamientos sucios los que los empujan a estos incontrolables y excesivos impulsos sexuales. Ahora veamos otro reporte triste de International Business Times.

Violación infantil: Padre abusa sexualmente y asesina a hija de 10 meses de edad 30/11/16

Robert Davidson, un padre de 24 años de edad de Rockville, Maryland, fue declarado culpable este Lunes por abusar y asesinar a su hija de 10 meses de edad en año pasado. La autopsia de su hija, Aleah Thompson, mostró que había sufrido una rota clavícula y 34 costillas fracturadas; reportado por The Washington Post.

Asistente de Estado, Attorney Mary Herdman dijo en corte que otras lesiones en sus ojos, cabeza y columna vertebral delnaciente, indicaban que el bebé también había sufrido abuso físico en las primeras dos semanas de su vida anterior a su muerte en Junio 23, 2015.

Las lesiones fatales habían ocurrido cuando a Davidson le fue encargado de cuidar al infante mientras que su novia, Lorena Thompson, estaba en su trabajo. En la entrevista inicial con la policía en Junio 23, Davidson dijo que estaba jugando videojuegos cuando escucho ruidos en la recamara del bebé que indicaban que estaba teniendo problemas para respirar.

Cuando el padre fue a revisarla, Davidson encontró a la pequeña de 10 meses insensible e inconsciente, lo cual lo incitó a pedir ayuda al 911. Davidson estaba ejecuntando el RPC en el infante cuando la policía y los médicos llegaron en la escena. Aleah murió en el hospital tres días después.

Herdman dijo que Davidson luego admitió a la policía que él había soltado y sacudido al infante después de hallarla inconsciente. Davidson también dijo que su hija había caído del sillón.

Es poco claro como él había abusado sexualmente a su hija, reportó The New York Daily News este Martes. Ronald

Gottlieb, el abogado de Davidson dijo en corte que el padre "intentaba remover mucosidades y otras substancias" de su hija.

"Él nunca admitió de hacerlo para tener gratificación sexual, pero sí el mismo acto que había hecho" dijo Gottlieb en corte.

Lorena Thompson también fue acusada en el caso y declarada culpable por el descuido de la menor en Julio 22. Ella dijo a los investigadores que había notado previamente hematomas en Aleah después de estar en el cuidado de su novio, pero no alertó a las autoridades ni solicitó atención médica.

La negligencia es una de las más frecuentes formas de abuso infantil en los EU, de acuerdo a la Alianza Nacional de Niños, la defensa de Niños con sede en Washington D.C.. De los 702,000 niños que fueron maltratados o abusados en los EU en 2014, el 80 por ciento tuvo descuido, el 18 por ciento experimentó abuso y el 9 por ciento presenció abuso sexual. Más de 700,000 de niños fueron abusados en los EU cada año, de acuerdo a los datos del Departamento de Salud y Servicios Humanos de los EU en 2014. Aproximadamente 1,564 niños murieron a causa de abuso y negligencia en los EU en 2014.

Hay muchos de estos terribles reportes en las noticias cada día. Todo eso es el resultado de hábitos sexuales y estimulaciones inapropiadas.

Detrás de escena

Sexo con juguetes, muñecas y otras formas de masturbación es sexo real. Es cierto que no verás a otra persona más que a estos juguetes, pero sexo real se está llevando a cabo. Y te escuché preguntando en voz alta "¿Cómo?" Primero, cada práctica constante de un hábito pecaminoso atrae a espíritus demoniacos responsables a esos hábitos. Y el sexo es tan poderoso en el reino espiritual que atrae fácilmente a entidades demoniacas. Si, ¡el sexo es poderoso! Hasta los demonios están interesados en el sexo. Están mucho más interesados que los humanos. Talvez porque el sexo es usado en varias actividades en el reino obscuro. Llegaremos a eso más tarde.

Pero primero tratemos de establecer algunas cosas que acabamos de decir, porque pude escuchar aún que te preguntabas cuál es la relación entre un juguete sexual, muñeca y los espíritus demoniacos. Continuemos.

Como juguete sexual, como ídolo

El juguete sexual y el ídolo son generalmente objetos inanimados que vienen en diferentes formas y tamaños. Uno es usado como objeto de alabanza y el otro para satisfacción sexual artificial.

Ídolos

Aun así, un objeto inanimado, puede ser terriblemente poderoso dependiendo en el dios (espíritu) que representa, el tipo de alabanza, el nivel de devoción de los fieles, etc. La fuerza de un ídolo o un santuario depende en el nivel del espíritu demoniaco que ha sido atraído a través de la alabanza. Justo como talismanes, amuletos u otros objetos mágicos. Estos son objetos ordinarios hechos de vidrio, madera, hierro, piedra, etc., pero han sido "energizados" a través de la constante alabanza e invocaciones hechas en ellos. Dios mismo en la biblia reconoce las influencias demoniacas y las habilidades de estos ídolos. A veces la biblia los llama los temidos, terribles, sedientos de sangre, dioses de los Amorreos y de los Cananeos, etc. Ya no son ídolos sino dioses, porque han sido transmutados espiritualmente. Solo sígueme pacientemente, ok.

Si aún estas confundido, observa lo que sucedió cuando Moisés y Aarón fueron a ver al rey de Egipto, Faraón. Ellos tenían sus bastones. Los hombres sabios de Faraón también tenían sus bastones. Cuando los bastones fueron soltados al suelo, todos se convirtieron en serpientes. Y la serpiente de Moisés (bastón) se tragó a las otras. Moisés también hizo esto en presencia de Dios en el desierto durante su llamado. Entonces siempre hay un espíritu detrás de un objeto.

Juguetes sexuales

Esto también aplica a los juguetes sexuales (hasta algunas de las muñecas, hoy en día se ven como sirenas). Como el sexo, al igual que la alabanza tiene elementos de espiritualidad y emoción, la constante práctica con los juguetes, muñecas, objetos, animales atraerán automáticamente a demonios sexuales (espíritus) para habitar en la muñeca o el juguete. Es muy simple y práctico. Consigue alguno de estos juguetes o ídolos que sirven para estos actos inmorales y tendrás a estos demonios visitándote en tu casa. To puedes quedarte con alguna propiedad del diablo sin que antes te haya visitado. Es por esto que en el punto de arrepentimiento, debes quemar todos estos objetos y utensilios, incluyendo libros relacionados a estas prácticas.

Entonces tener sexo con estos juguetes y muñecas en verdad estas teniendo sexo con un espíritu demoniaco. Claro que no los ves, pero ahí están. Y porque no veas algo no disminuye así su existencia. Alguien con un ojo espiritual puede llegar y ver a los demonios alrededor de esos juguetes. Esta vida es más espiritual que lo que puedas imaginarte. No ves a los demonios, pero ellos existen. No ves a Dios, pero Él existe, ¿no es verdad?

Hasta en los lugares de los cuales hemos oído que personas van para conseguir riquezas y poder, cuando llega el segmento sexual del ritual, siguen siendo muñecas, animales, serpientes con los que se relacionan. Entonces sea con un objeto, una muñeca, un juguete, un animal o cualquier otra cosa, siguen siendo relaciones, pero con espíritus demoniacos, y tienen terribles consecuencias.

<u>Capítulo 4</u>

Consecuencias al usar juguetes sexuales

Hay consecuencias fatales al usar juguetes sexuales. A) atraerá a legiones de demonios sexuales (incumbus y succumbus) a ti. B) Te hará permanentemente no apto espiritualmente a causa de fugas de poderes espirituales, dones y habilidades. C) Esinmoral y, por lo tanto, pecas contra Dios. D) Atraerá maldiciones de Dios. E) las maldiciones también pueden volverse para tu generación. F) Puede llevar a complejos psicológicos y mentales que pueden hacer que odies o te deje de atraer del sexo opuesto, y por lo tanto no cumplir los planes originales de Dios para tener una relación sexual y una unión saludables.Todavía hay muchos más, pero por el espacio y el tiempo, vamos a comentar brevemente estos pocos por ahora.Sería bueno que comencemos con la invasión de demonios sexuales ya que lo hemos mencionado antes.

Incubus y Succubus (demonios sexuales)

Lo hemos mencionado antes, no puedes usar ni mantener juguetes sexuales, objetos, muñecas, materiales pornográficos o masturbarte sin abrir las puertas a demonios merodeadores hambrientos de sexo.Hay espíritus satánicos que se especializan en atacar a los humanos a través del sexo.Al igual que la Biblia nos ha dado una pequeña ventana al mundo oscuro, estos demonios como sus compañeros van de un lado a otro, día y noche buscando víctimas.De hecho, Jesús dijo que deambulan buscando dónde entrar.Y, lo que es peor, hay millones y esa fue la razón por la cual ¡Jesús pudo expulsar a miles de una sola persona!y siete de estos de la mujer prostituta llamada María Magdalena:

Aconteció después, que Jesús iba por todas las ciudades y aldeas, predicando y anunciando el evangelio del reino de Dios, y los doce con él, y algunas mujeres que habían sido sanadas de espíritus malos y de enfermedades: <u>María,</u>

que se llamaba Magdalena, de la que habían salido siete demonios, Juana, mujer de Chuza intendente de Herodes, y Susana, y otras muchas que le servían de sus bienes.

Lucas 8:1-3

Cada prostituta, pecador inmoral incluyendo cada usuario de juguetes sexuales y cada masturbador están poseídos con un espíritu demoníaco sexual.María Magdalena, una prostituta y otras mujeres tenían estos problemas hasta que Jesús expulsó a esos espíritus por su arrepentimiento, y se volvieron libres.Miren a María, después de ese encuentro con Jesús, salió su verdadera persona, los dones y el amor por Dios surgió. Inmediatamente se convirtió en una de las seguidoras más confiables del Señor Jesús.Ella ministró para Jesús, se paró junto a Él en la Cruz, observó Su sepultura, llegó temprano para observar Su sepulcro y también tuvo el privilegio de ver al Señor resucitado.

Esa era la misma persona que estaba viviendo en inmoralidad y estaba fuertemente poseída por demonios sexuales.Después del arrepentimiento y la liberación, la gracia en ella, los dones, la belleza, las cualidades y los caracteres divinos en ella comenzaron a manifestarse.La inmoralidad, las posesiones por el demonio sexual pueden obstaculizar la manifestación divina en nuestra vida.Pueden eclipsar y borrar por completo nuestro destino.Si has estado involucrado en todo esto, ¿por qué no das un paso de arrepentimiento para que seas libre hoy?Lo que Jesús hizo por María Magdalena también lo puede hacer por ti.Con este impedimento inmoral sobre ti, no hay forma de que tu yo real se manifieste.No hay manera de que la imagen y la belleza del creador se manifiesten en ti y a través de ti.

Lo siento, volvamos y terminemos con estos Incumbus y Sucumbus a los que contactamos a través del uso de juguetes sexuales, muñecas, objetos, pornografía y prostitución, otras formas de inmoralidad.Estos son seres espirituales demoníacos que yacen sobre los durmientes, en sueños, para tener relaciones sexuales con ellos.Esto es muy crítico debido al nivel de destrucción que infringen a sus víctimas.Son muy malvados y resistentes, y lo peor no siempre se detectan o se resisten.Incluso hay casos de ellos atacando a sus víctimas mientras están despiertos.Sí, ¡completamente despiertos!

Íncubo deriva del latín Incubus, in, 'sobre' y cubare, 'yacer', 'acostarse'. La mayoría de estos demonios sexuales provienen del agua (espíritus marinos).Antes de entrar en las actividades y soluciones de estos demonios asaltos por demonios sexuales, quiero señalar rápidamente que no es solo el demonio sexual el que trata de acostarse encima de los seres humanos.Otros agentes satánicos lo hacen.Por ejemplo, las brujas hacen lo mismo por otras razones manipuladoras y demoníacas.Ellos yacen (se acuestan sobre ellos) debilitan la resistencia, captan las voces de sus víctimas en sueños, etc.

Sus actividades

- Atacan destinos, energía y bendiciones de sus víctimas.

- Pueden causar problemas de salud o incluso la muerte.

Recuerdo a una señora a quien ministramos hace un año.Ella estaba vinculada a un íncubo muy poderoso y celoso (esposo espiritual).Este espíritu, que siempre afirmó que estaba casado con él, al manifestarse hacia que fumara y caminara con un palo.Aunque esta dama era hermosa, elegante y dotada para cantar, este íncubo frustró cada intento de casarse.De hecho, la afligió con un bulto en uno de sus pechos.Este bulto desaparecería después de las oraciones solo para reaparecer más tarde.Lamentablemente, ella murió más tarde, después de algunos años.Le advertimos que ese nivel de demonio no puede ser totalmente derrotado ni con la santidad absoluta.

- Se usan en actividades de brujería para transmitir aflicciones: algunos incluso se han quejado de tener relaciones sexuales con animales (como serpientes, perros, etc.).
- Acosan y avergüenzan a sus víctimas
- Causan infertilidad y falta de frutos

Hay varios casos en que las actividades de los espíritus íncubos y súcubos llevaron a la infertilidad en la vida de sus víctimas.

Pactos y maldiciones: - Esta es la razón por la cual aquellos que tienen maldiciones sobre sus vidas siempre serán atacados por estos espíritus en sus sueños al borde de sus logros.Aquí, tienden a servir como espíritus minoritarios.Siempre están alertas mirando para saber cuándo las bendiciones o los logros están llegando a sus víctimas, luego, las abortarán rápidamente a través del proceso de las relaciones sexuales en el sueño.Esto siempre es muy frustrante y ha llevado a muchos a suicidarse o vivir en total frustración a lo largo de sus vidas.Como dije antes, estos demonios son terriblemente malvados y les gusta frustrar a los humanos.

Causan problemas maritales: - hay tantas personas que no están casadas hoy debido a las actividades de los espíritus Íncubos y Súcubos.Como dije antes, algunos de estos espíritus son extremadamente celosos.Frustran todos los esfuerzos de sus víctimas para casarse.En algunos casos, incluso van a atacar a la persona que se declara a sus víctimas.Esto lo pueden lograr al causar problemas de salud o financieros u otros desastres.Luego, para el que eventualmente se case, viva en tanta frustración, infelicidad, insatisfacción, peleas, enfermedades, a veces incluso sin hijos, hogares rotos o la muerte.Sí, es tan serio como eso.También pueden causar problemas mentales: pueden causar pérdida de la mente, trastornos mentales o dificultad para educarse.Había una señora a quien ministramos, tenía un vínculo muy fuerte con un espíritu íncubo muy terrible que venía desde la India para visitarla.Incluso a mediados de sus 30 años no pudo conseguir ningún aprendizaje o mantener ninguna educación formal.Hay tantos como ella en nuestra sociedad hoy y desafortunadamente en la iglesia.

Hay tantas actividades misteriosas y manipuladoras de estos espíritus demoníacos sexuales.Algunos son muy difíciles de creer.También es importante que estos espíritus se vuelvan invisibles para sus víctimas (soñador).Y en otros momentos podrían ocultar su verdadera identidad.Por ejemplo, usar la cara de un pariente, amigo, cónyuge o un extraño total.Recientemente, ministraba a un hombre que estaba muy preocupado de que tuviera un sueño en el que estaba teniendo relaciones sexuales con su hermana mayor quien está casada.Rápidamente supe que era obra de demonios sexuales (Íncubos y Súcubos).Simplemente querían hostigarlo y avergonzarlo con tal experiencia.Muchas personas tienen estas experiencias, pero son ignorantes, están confundidas o simplemente avergonzadas de buscar ayuda.Algunos también lo han explicado psicológica y científicamente.Otros lo llaman sueños húmedos.

¿Qué promueve sus actividades?

1.Immoralidad y lujuria: la inmoralidad sexual y la lujuria siempre atacarán y realzarán las actividades de los espíritus de Íncubos y Súcubos.

2. Convenios Demoníacos, Contactos e Idolatría

3. Contactos impíos: Objetos, materiales, música, películas, pornografía, asociados, pensamientos y discusiones sucias, vestir atractivamente y actividades.

4. Falta de oración y hábitos pecaminosos

5. Medio ambiente: cuando vives en un lugar donde se practican y promueven los pecados sexuales, es probable que recibas ataques de demonios sexuales.También he visto personas que recibieron ataques solo porque dormían en el mismo lugar con personas que viven en la inmoralidad.Entonces, espiritualmente, la vida limpia y el medio ambiente pueden ayudar a reducir o incluso eliminar los ataques o las actividades de los Íncubos y Súcubos.Las personas que viven cerca del agua, ríos, mares, lagos, etc. también sufren más de estos ataques.

Casos típicos de ataques de demonios sexuales

Cotidiano, 3 de noviembre del 2016

Un hombre de 48 años, identificado como Jacob Elegbede, que intentó ahorcarse en Zanda, un suburbio del Territorio de la Capital Federal, FCT, Abuja, ha culpado a las fuerzas espirituales por su acción.

Elegbede, un conductor, había ido a una escuela primaria en el área el fin de semana y se había subido a un árbol en un intento de suicidarse en un arbusto cercano.Según informes, los vecinos lo rescataron y alertaron a la policía la cual lo arrestó. Según Punch, el padre intentó ahorcarse el sábado y el domingo con una nota escrita en la que se responsabilizaba por el crimen planeado y también pedía perdón a su familia y vecinos.

Elegbede, que trabajó con una compañía de construcción en Abuja, también enumeró los nombres de sus acreedores a los que debía varias cantidades, pidiendo su perdón.Narrando lo que condujo a los intentos de suicidio, Elegbede, que es originario de Badagry, LagosState, dijo el miércoles que no sabía lo que lehabía sucedió.

Dijo que no era él mismo, y señaló que simplemente se encontró en el árbol junto con la cuerda queriéndola usar para suicidarse.

Él dijo: "Mi problema comenzó hace 18 meses cuando comencé a sufrir de insomnio.La situación empeoró cuando comencé a tener sueños extraños y sufría de sofocos en la cabeza y el pecho".

"También comencé a tener sueños extraños en los que me encuentro teniendo relaciones sexuales con mujeres extrañas e incluso con animales.Me ponen ideas y presionan para cometer suicidio".

"Adoro en la iglesia Montaña de Fuego y Milagro en Abuja, pero no pude ir a orar o liberarme porque trabajo de lunes a domingo y no había tiempo para otra cosa. Creo que mi problema es espiritual porque ni siquiera puedo explicar cómo me encontré en el árbol con una cuerda para ahorcarme".

Cuando le preguntaron sobre la nota de suicidio que recuperó la policía, Elegbede afirmó que no recordaba haber escrito esa carta porque no tenía pluma ni papel en su habitación."Creo firmemente que algunas fuerzas espirituales estaban detrás de mi problema porque mientras estaba en la celda el sábado pasado, tuve un sueño húmedo en el que un perro estaba lamiendo mis partes privadas", dijo.

Confirmando el informe, el comisionado de policía de FCT, CP, MuhammedMustafa, dijo que el intento de suicidio era un delito y que el sospechoso sería procesado en la corte después de la investigación.

Otro caso terrible:

Cotidiano, 24 de marzo del 2017

Tengo sexo anal con serpientes todos los días: Profeta de 40 años

Un profeta autoproclamado zimbabuense, PachawaKwanamba, ha confesado su participación en sesiones sexuales con serpientes.El hombre de 40 años le dijo a Zim News que estaba indefenso por la situación que comenzó después de tener relaciones sexuales con una tal Sheila Taibu, miembro de un culto popular en Zimbabwe.

Él dijo: "Ahora me uno físicamente al sexo anal con una serpiente.La misteriosa serpiente tiene la costumbre de penetrarme desde mi trasero todos los días.A veces siento que es mucho mejor para mí morir que seguir viviendo la vida que estoy viviendo.Cosas misteriosas me han estado sucediendo desde el día que tuve relaciones sexuales con Sheila y ahora lamento la decisión que tomé de permitirme tener relaciones con ella.Cada vez que explico mi situación a la gente, algunos piensan que estoy loco y otros cortan los medios de comunicación conmigo.

"Débilmente me encuentro siendo una víctima del sexo anal todos los días;la serpiente solo viene mientras estoy a punto de dormir y me entra por la espalda.Esto no sucede espiritualmente, pero la serpiente viene en su estado físico e incluso tengo cicatrices en mi trasero para probar lo que digo. Desde entonces he perdido mis poderes proféticos como resultado de tener intimidad con la mujer.Cuando reflexiono sobre lo que está sucediendo en mi vida, me acuerdo del personaje bíblico Sansón, quien perdió todos sus poderes después de dormir con Dalila.El trauma es atormentador ", agregó.

Dos espíritus femeninos se desnudan y me violan casi todas las noches - El hombre llora por ayuda

28 de febbrero del 2017

Un hombre de 35 años, EliudNjoroge, ha revelado cómo dos espíritus femeninos se desnudan y abusan sexualmente de él casi todo el tiempo.Njoroge, perteneciente de Kangemi, Kenia, hizo la impactante revelación ante los medios sobre sus luchas con espíritus que lo atrapan por sexo en contra de su voluntad.Dijo que las mujeres lo desnudaron y le chuparon el pene durante 45 minutos.Una vez que terminaron, desaparecieron, dejándolo débil, cansado y muy sediento.Nairobi informa que el hombre no ha tenido relaciones sexuales durante más de cinco años debido a las extrañas ocurrencias que también le han costado a su esposa.Compartiendo su situación con el periódico, Njoroge afirmó que los espíritus le hacen una visita nocturna para obligarlo a tener sexo oral, algo que lo ha atormentado durante años.Él dijo: "El problema comenzó en el año 2012. Esa noche en particular, escuché pasos y una niña llorando afuera de mi casa.Fue muy real.Salí a ver qué estaba pasando.Vi a dos mujeres que al verme desaparecieron.

"Días más tarde, mi esposa viajó al campo y las dos mujeres volvieron a aparecer.Esta vez, vinieron a mi cama, me desnudaron por la fuerza y comenzaron a chuparme el pene".Tenía mucho dolor y no comprendía lo que estaba pasando.Recuerdo que me levanté muy cansado y débil".Explicando más a fondo, Njoroge afirmó que cada vez que duerme desnudo, es cuando vienen a atacarlo.Añadió: "Me di cuenta de que cada vez que dormía desnudo, era cuando me atacaban.Soy un hombre que es atormentado.No he tenido relaciones sexuales durante cinco años gracias a ellas".

Otra carta de mi aconsejado en República Dominicana

Dios bendiga al ministro, quiero decirle algo que me está sucediendo.En mi sueño veo gente desnuda seduciéndome.Siento que estoy teniendo sexo conmigo en sueños.Cuando me levanto me siento agotado y algunas veces me emociono y también tengo eyaculaciones.A veces me siento estancado, logro poco progreso en mi vida, cumpliré 32 años y aún no estoy casado.Lo que me está sucediendo es que tengo muchas luchas.

J T, 9 de marzo, República Dominicana

<u>**Soluciones**</u>

1. <u>**Renacimiento y santidad**</u>: Tienes que renacer y vivir una vida en total santidad para ser inmune / repeler los ataques de los demonios sexuales.

2. <u>**Oración y liberación**</u>: Cuando ya eres una víctima, debes buscar consejería espiritual (liberación) de un verdadero ministro del evangelio;quién está bien informado en esta área, o comienza la batalla por tu libertad a través de las oraciones de medianoche.Esto siempre es muy efectivo porque a menudo es su tiempo de operación.Las oraciones de medianoche con puntos de oración efectivos pueden controlar y eliminar el ataque o los vínculos con los espíritus súcubos y los íncubos (demonios sexuales).

Sin embargo, también debemos saber que estos espíritus pueden ser muy, muy tercos y resistentes, pero si persistimos, eventualmente desaparecerán.Al orar, debes usar instrumentos como el "Fuego de Dios", "Sangre de Jesús", "Envíalos de vuelta a donde vienen", "Rompe los lazos y el pacto", etc. Siempre debe ser una oración violenta.

Más sobre los sueños

Cuando un sueño particular viene a menudo, debe tomarse en serio.Los sueños pueden venir de Dios, del hombre y también del enemigo.Cuando proviene de Dios, será para dar aliento, dirección, corrección, guía y protección.Dejará tranquilo al soñador con la mente limpia.Pero cuando es del enemigo, será absurdo, vacío y misterioso, y la mayoría de las veces el soñador quedará confundido, sin rumbo y con miedo permanente.

Indicadores de sueño de esclavitud y problemas.

- Siempre te miras con caras extrañas y en lugares extraños en tus sueños.
- Alguien te dispara en tus sueños.
- Si te encuentras desnudo o con harapos en tus sueños.
- Si tus cosas son robadas en los sueños.
- Si encuentras cosas sucias a tu alrededor en el sueño.
- Ver relaciones muertas o amigos en el sueño regularmente.

- Siempre teniendo relaciones sexuales con alguien que puede o puede que no conozcas en tus sueños.
- Volar o comer en el sueño siempre.
- Estar nadando o viendo grandes ríos en tus sueños.
- Ser perseguido / atacado por animales (por ejemplo, perros, serpientes) o ser humano en los sueños.
- Escuchar voces extrañas o instrucciones para llevar a cabo el mal.
- En el sueño, te ves subiendo escaleras sin llegar a la cima. Caer desde un acantilado o una alta montaña en una zanja sin fondo.
- Si te ves a ti mismo u otra persona llorando, vomitando, sangrando en el sueño.
- Si siempre tienes decepciones o desgracias después de tener un tipo particular de sueño, a punto de conseguir un logro.
- Siempre viendo tu antiguo hogar o escuela en el sueño.
- Siempre viéndote desnudo o usando ropa rasgada, sucia, etc., en el sueño.
- Si ves insectos y otras criaturas devoradoras en tus sueños.

Cuando ves estas cosas en el sueño, son indicadores seguros de que estás en esclavitud satánica o de que el enemigo te ha afligido o está por afligirte.Debes levantarte y orar fervientemente.

Impureza y suciedad

El uso de juguetes sexuales y otras formas de masturbación e inmoralidad sexual te vuelven sucio e impuro.Solo se honesto contigo mismo, después de cada episodio, ¿cómo te sientes?Sucio, impuro, sucio e inútil.No te sorprendas;es solo el elemento de Dios en ti el que se rebela contra esa práctica pecaminosa.¡Los juguetes sexuales son terribles, demoníacos, espiritualmente sucios!Y cuando algo está contaminado y sucio, usted ya sabe que lo mejor nunca podrá salir de eso.Sería desagradable e irritante.Hoy, hazte saber (si todavía está fingiendo) que estas prácticas le han ensuciado espiritualmente y emocionalmente.Debes renunciar a ellos ahora.¡Sí, ahora!Escucha lo que Dios te está diciendo:

Huid de la fornicación. Cualquier otro pecado que el hombre cometa, está fuera del cuerpo; mas el que fornica, contra su propio cuerpo peca. ¿O ignoráis que vuestro cuerpo es templo del Espíritu Santo, el cual está en vosotros, el cual tenéis de Dios, y que no sois vuestros? Porque habéis sido comprados por precio; glorificad, pues, a Dios en vuestro cuerpo y en vuestro espíritu, los cuales son de Dios.

1 Corintios 6:18-20

¡Guauu!¿Escuchaste eso?El mensaje es muy claro aquí.Dice "huye" Sí, huye de los pecados sexuales, incluido el sexo con juguetes, objetos y demonios.Huir significa alejarse apresuradamente.Sí, la situación es tan peligrosa que debes huir apresuradamente de ella.Nada destruye, contamina, degrada espiritual y socialmente como la inmoralidad.Ve y pregunta a personas como el rey David, Sansón y otros.¡Huye, corre y aléjate ahora!

Ahora, Pablo nos da las razones por las cuales debemos huir de todas estas prácticas sexuales impías.A) porque son pecado contra tu cuerpo.Están en contra de las intenciones divinas y la programación de tu cuerpo.Dios ha programado la forma en que su cuerpo debería funcionar y cada vez que el hombre se desvía de él, llegan problemas.

B) tu cuerpo es un templo (edificio usado para adorar a Dios).El Espíritu Santo reside en ti.Cuando haces esas cosas inmundas y sucias, haces que en el lugar, (tu cuerpo) el Espíritu Santo se sienta incómodo para que more, y el resultado es que los espíritus sucios vendrían a tomar su lugar, porque no puede haber un vacío.Alguien / algo debe vivir en ti.Es Dios o Satanás, el Espíritu Santo o demonios.No hay vacío en el reino espiritual.

Tu no pertenece a ti mismo

Mira esa parte final del versículo diecinueve otra vez;dice que "no sois vuestros".¡Dios mío!Ese es el mensaje.Sabes que la mayoría de las personas que practican esta inmoralidad siempre te dirán que es su cuerpo, que tienen el derecho de hacer cualquier cosa que quieran con ellos mismos.¡Eso es una mentira!Lee esa parte de nuevo.La palabra de Dios dice que no eres dueño de este cuerpo, es propiedad de Dios y debes tener cuidado con lo que haces porque deberás dar cuenta de ello.¿Lo entendiste?Repito, no es tu cuerpo, es propiedad de Dios.Así que no lo contamines con esos hábitos sucios.

Lleva a la depravación

Estas prácticas inmorales pueden llevar a la perversión.Esto significa ver permanentemente el error como correcto.Lo peor que le puede pasar a una persona es caer en un estado de confusión, un estado en el que ahora le resulta difícil distinguir lo correcto de lo incorrecto.Y aquí es donde algunos de estos pecadores sexuales están ahora mismo.Lo han practicado durante tanto tiempo, han estado tan enredados con él, han rechazado tanto la palabra de Dios y razonan que el mal ahora les parece bueno.Quiero decir que conoces personas que te darán dulces razones por las que debes dormir con juguetes, por qué debes prostituirte, por qué debes masturbarte, por qué debes usar vibradores, etc.

No solo lo practican, sino que lo promueven.Ellos lo predican y convierte a otros por eso.¡Qué vergüenza!La Biblia dice que estos han sido entregados a una mente reprobada. Están pervertidos y pasarán de un nivel de error a otro, hasta que finalmente sean destruidos.Están condenados a la destrucción.Creo que la palabra de Dios se refería a este grupo de personas cuando decía:

Por lo cual también Dios los entregó a la inmundicia, en las concupiscencias de sus corazones, de modo que deshonraron entre sí sus propios cuerpos,

Romanos 1:24

¿O menosprecias las riquezas de su benignidad, paciencia y longanimidad, ignorando que su benignidad te guía al arrepentimiento? Pero por tu dureza y por tu corazón no arrepentido, atesoras para ti mismo ira para el día de la ira y de la revelación del justo juicio de Dios, el cual pagará a cada uno conforme a sus obras:**

Romanos 2:4-6

Claro, Dios no fallará al juzgar cada pecado incluyendo los pecados sexuales.Pero también hay algo a que temer, que estoy viendo aquí.El juicio y el castigo de Dios no solo serán solo para los usuarios de juguetes sexuales, sino también para los inventores, fabricantes, publicistas y otros que promuevan estos hábitos pecaminosos.¡Dios mío!Esto es ciertamente es algo a que temerle, pero esa es la palabra de Dios.Dice que Dios no solo está enojado con los pecadores, sino también con aquellos que los apoyan, los llevan a ello, promueven o disfrutan las prácticas.¡Ten cuidado!El depravado se gradúa de un pecado a otro, de un nivel de perversión a otro, porque sus almas han sido vendidas a Satanás.¿Eres uno de ellos?

Esclavitud

Sexo con juguetes, la masturbación te llevará a la esclavitud.Sí, esclavitud física y espiritual.El sexo es muy poderoso y cualquier perversión del mismo conduce a una esclavitud con unadificultad muy grande para liberarse.Si realmente quieres entender el estudio de la esclavitud u observar a aquellos en esclavitud sexual, ellos pierden todo sentido de control, todo razonamiento;lo único que les importa es cómo satisfacer esa lujuria cuando les llega.El espíritu de lujuria es muy poderoso, especialmente en una vida 'sin Cristo'.El deseo sexual natural es uno de los más poderosos en el hombre, entonces imagina cuando ha sido pervertido.Seguro se convierte en un desastre.

Aquellos que tienen sexo con juguetes tienen una fuerte esclavitud espiritual, física y emocional y merecen nuestra ayuda.Han sido llevados al cautiverio por un enemigo fuerte y más sutil.La Biblia una vez dijo que eres esclavo de cualquier pecado que cedas.Sí, la relación entre estos juguetes sexuales y otros instrumentos de masturbación con sus usuarios es la relación de esclavo - maestro.Los juguetes y el demonio detrás de ellos son los maestros y los usuarios los esclavos.¡Que Dios nos ayude!

No lo podrás creer, algunos no pueden dormir sin usarlos.Algunos no pueden salir sin ellos.Otros cambian de una a otras muñecas más sofisticadas.Muñecas, juguetes sexuales en toda su habitación.

¡Casa de demonios!

He conocido a algunos que son así.He conocido a algunos que son así.Una no duerme hasta que se masturbe.Hay millones en tales esclavitudes.Hay muchos en cautiverio buscando una forma de escapar.Si estás entre ellos, ¡recibe tu libertad hoy en el nombre de Jesús!Si no es la esclavitud, lo que hará que un hombre permanezca insomne constantemente, inquieto hasta que se satisfaga a sí mismo, sería una aventura.Esta es la peor esclavitud.La esclavitud sexual es la mayor esclavitud y debe evitarse a toda costa.Aléjate, corre y huye.Pero también estoy feliz de que la palabra de Dios dice que incluso los cautivos de los poderosos serán liberados.Tu liberación aún es posible.Significa que todavía hay esperanza para esos esclavos y cautivos de los juguetes sexuales.Dios te liberará de esas cadenas satánicas.¡Y ordeno que esas cadenas se rompan hoy en el poderoso nombre de Jesús!Escucha:

¿Será quitado el botín al valiente? ¿Será rescatado el cautivo de un tirano? Pero así dice Jehová: Ciertamente el cautivo será rescatado del valiente, y el botín será arrebatado al tirano; y tu pleito yo lo defenderé, y yo salvaré a tus hijos.

Isaías 49:24-25

Sí, los guerreros y los tiranos son estos poderosos hábitos sexuales y demoniacos.Son fuertes, muy fuertes.Pero Dios dice aquí que él te arrebatará de sus manos y te liberará de sus prisiones, cadenas y de su cautiverio.¡Alabado sea el Señor!Solo necesitas arrepentirte, quemar esos juguetes, cortar esas asociaciones y aceptar a Jesucristo en tu vida.Nadie puede liberarte de estos malvados demonios sexuales, excepto Jesús.

Maldiciones

Otra consecuencia del uso de juguetes sexuales es la maldición.Ya hemos intentado comentar sobre algunos de estos.Una persona que se entrega a prácticas inmorales o guarda los materiales en el hogar o en la oficina, no puede escapar de las maldiciones de Dios.Me gustaría que leyeras esto de mi libro *Rompiendo maldiciones generacionales: Afirmando tu libertad* donde discutimos las maldiciones que acompañan a la vida inmoral.Es un libro muy bueno y detallado que te ayudará en cada área de tu vida.No puedes leer ese libro y aún vivir en pecado;cualquier tipo de pecado.

Muerte eterna

¿No sabéis que los injustos no heredarán el reino de Dios? No erréis; ni los fornicarios, ni los idólatras, ni los adúlteros, ni los afeminados, ni los que se echan con varones, ni los ladrones, ni los avaros, ni los borrachos, ni los maldicientes, ni los estafadores, heredarán el reino de Dios.

Todas las cosas me son lícitas, mas no todas convienen; todas las cosas me son lícitas, mas yo no me dejaré dominar de ninguna. Las viandas para el vientre, y el vientre para las viandas; pero tanto al uno como a las otras destruirá Dios. Pero el cuerpo no es para la fornicación, sino para el Señor, y el Señor para el cuerpo. Y Dios, que levantó al Señor, también a nosotros nos levantará con su poder. ¿No sabéis que vuestros cuerpos son miembros de Cristo? ¿Quitaré, pues, los miembros de Cristo y los haré miembros de una ramera (juguete sexual)? De ningún modo.

1 Corintios 6:9-10; 12-15

Hay mucho de qué hablar aquí.Pero primero quiero señalar de nuevo que no se nos permite hacer lo que queramos con nuestros cuerpos, especialmente las cosas que son inmorales o pecaminosas.Mira el versículo doce, Pablo está diciendo que incluso las cosas que estamos autorizados a hacer no deben esclavizarnos, entonces, ¿cuántas más son claramente pecaminosas?Entonces nuestros cuerpos no están hechos para la inmoralidad sexual.Dios tiene un gran propósito de darnos este maravilloso cuerpo.Definitivamente, no puede ser por sexo con juguetes, sexo con demonios y todas esas lujurias asquerosas.

Ahora, al punto principal, hay una dimensión eterna o consecuencias por lo que hacemos con nuestros cuerpos aquí en la tierra.Ahora, primero, un cuerpo abusado, deliberadamente abusado no puede heredar el reino de Dios.Algunos otros delincuentes también fueron nombrados aquí, pero estamos prestando más atención a los pecados sexuales.El reino de Dios es la vida después de esta.Sí, hay una vida después de esta vida y aquellos que abusaron de sus cuerpos por los pecados sexuales no serán permitidos en ella.La palabra de Dios dice que nada sucio, nada impuro entrará en ese reino.

¿Cuál es la solución?

La solución es tomar una decisión inmediata de salir de este desastre reconociendo que estás en pecado.Entonces debes aceptar la disposición y la capacidad de Dios para salvarte de esos poderes del infierno.Es por eso que Jesús vino;para salvarnos del poder del pecado.

Dale tu cuerpo como un sacrificio

Si no quieres caer presa de estos poderosos espíritus sexuales y los problemas que llevan consigo, siempre debes entregarte totalmente a Dios.Debes servirlo en completa santidad.No debe de ninguna manera ceder a la tentación de practicar la inmoralidad o la impureza en cualquier forma.El único impedimento para estos demonios poderosos, resistentes y muy malvados es la santidad completa del cuerpo y los pensamientos.Evítalos y también evita todo lo que los atraiga.

Así que, hermanos, os ruego por las misericordias de Dios, que presentéis vuestros cuerpos en sacrificio vivo, santo, agradable a Dios, que es vuestro culto racional. No os conforméis a este siglo, sino transformaos por medio de la renovación de vuestro entendimiento, para que comprobéis cuál sea la buena voluntad de Dios, agradable y perfecta.

Romanos 12:1-2

Pablo dijo que debemos presentar nuestros cuerpos como un sacrificio vivo, santo y agradable a Dios.Es decir, debemos usar nuestros cuerpos para hacer solo lo que es correcto ante Dios.Nuestro Dios es santo y solo aceptará un sacrificio que es santo.Nada impío se puede encontrar en Él o en Su reino.Espero que lo estés entendiendo.Debemos vivir y servir a Dios en total santidad.Entonces, cuando te involucras en un hábito sucio y demoníaco como usar juguetes sexuales, muñecas, vibradores, etc., estás contaminando tu cuerpo, que es el templo del Espíritu Santo. Y dijo que cualquiera que destruya, le de mal uso o lo profane seguramente será destruido.¡Sencillo!

Toma el control ahora

Debes tomar el control de tu vida y de tus hábitos.Debes asumir la responsabilidad.La Biblia dice que no debes permitir que el pecado te controle de ninguna manera, en ningún momento.Puedes hacerlo.Sí, con la ayuda del Espíritu Santo, así que sigue los pasos y toma la responsabilidad ahora.Somos responsables de todo lo que hacemos.¡Actúa ahora!Dios no responsabiliza a Satanás sino a ti por tus pecados.Debes controlarte a ti mismo, a tu cuerpo, a tus deseos, a tus pensamientos y a tus vínculos.También debes controlar lo que ves y miras.¡Ahora!

No reine, pues, el pecado en vuestro cuerpo mortal, de modo que lo obedezcáis en sus concupiscencias; ni tampoco presentéis vuestros miembros al pecado como instrumentos de iniquidad, sino presentaos vosotros mismos a Dios como vivos de entre los muertos, y vuestros miembros a Dios como instrumentos de justicia.

Romanos 6:12-13

Ahora, tira y quema esos juguetes sexuales, muñecas, vibradores ahora, ¡sí ahora!¡Debes salir de este instante y liberarte de esa esclavitud en el nombre de Jesús!¡Amén!

Oración

Rezo para que este mensaje te capacite para vivir y obrar para el reino de Dios.Te libero de la esclavitud de la inmoralidad, la esclavitud de la masturbación, la esclavitud de la inmoralidad y todos los demás hábitos pecaminosos.Te libero del cautiverio de ese juguete sexual, el demonio sexual ahora.Que el propósito, la voluntad y el poder de Dios se establezcan en tu vida a partir de hoy en el nombre de Jesús. ¡Amén!

Muy importante

Si todavía no has recibido a Jesucristo como tu Señor y Salvador personal, ¿por qué no inclinas la cabeza inmediatamente?Confiesa tus pecados y pide a Dios que te perdone.Recuerde, no debe volver a sus viejas costumbres.Puede escribirnos para asesoramiento adicional.¡Bendiciones para ti!

¿Este libro te ha bendecido?Escribe con la dirección que está a continuación y comparte tus testimonios con nosotros.

Rev. Gabriel Agbo

Tel: 234-8037113283

E-mail: gabrielagbo@yahoo.com

www.authorsden.com/pastorgabrielnagbo

P O Box 1755, Enugu – Nigeria.

Faceboook / DoubleHonour International

Twitter: pastorgabagbo

También apreciaremos su asociación, donaciones y apoyos para este ministerio.Su apoyo seguro llevará estos mensajes oportunos a todas partes del mundo.Llámenos hoy.

Envie sus donaciones hoy: **First Bank of Nigeria**

Nombre se cuenta: Gabriel Agbo

Número de cuenta: 2026467591 ó 3045148678